ERNÄHRUNGSBEDARF ÜBER DEN LEBENSZYKLUS BERÜCKSICHTIGT

Inhalt

ERNÄHRUNGSÜBERSICHT

Eine ausgewogene Ernährung, die eine Reihe von Nährstoffen enthält – die Bestandteile der Mahlzeiten, die den Körper ernähren – ist notwendig, damit der Mensch ausreichend und richtig ernährt wird. Eine ausgewogene Ernährung ermöglicht es dem Einzelnen, ein gesundes Körpergewicht und eine gesunde Zusammensetzung (das Verhältnis von Muskeln zu Fett) aufrechtzuerhalten, seinen regelmäßigen körperlichen und geistigen Aktivitäten nachzugehen und sein Krankheits- und Behinderungsrisiko zu verringern.

„Ein gesundes Ernährungsmuster besteht aus nährstoffreichen Arten von Lebensmitteln und Getränken in allen Lebensmittelkategorien, in empfohlenen Mengen und innerhalb der Kalorienbeschränkungen", so die Ernährungsrichtlinien des US-Landwirtschaftsministeriums (USDA) für Amerikaner 2020–2025, 9 Auflage. Diese Empfehlungen identifizieren die wesentlichen Komponenten eines gesunden Essverhaltens wie folgt:

Gemüse in allen Formen, Größen und Farbtönen (inkl

Ärzte befragen Patienten zu ihren Essgewohnheiten und Ernährungsgewohnheiten und führen körperliche Untersuchungen durch, um die Struktur und Funktion des Körpers zu beurteilen und festzustellen, ob sie die empfohlene Menge an Nährstoffen erhalten.

Messungen von Größe und Gewicht werden verwendet, um den Body-Mass-Index (BMI) zu berechnen. Indem das Gewicht (in Kilogramm) durch die Körpergröße zum Quadrat geteilt wird, wird der BMI (in Metern) berechnet. Sowohl für Männer als auch für Frauen gilt ein BMI von 18,5 bis 24,9 typischerweise als normal oder gesund. Viele Bürger der Vereinigten Staaten und anderer Industrienationen haben einen BMI von mehr als 24. Für die geistige und körperliche Gesundheit ist es entscheidend, ein gesundes Gewicht zu halten. Obwohl eine Standard-Größen-Gewichts-Tabelle als Referenz verwendet werden kann, ist der BMI vertrauenswürdiger.

Unterschiede in der Körperzusammensetzung werden jedoch vom BMI nicht berücksichtigt. Alternativ kann der Taillenumfang gemessen werden; Das Fett in der Mitte ist gelegentlich ein genauerer Indikator für Übergewicht oder schädliches Fett, das sich in den inneren Organen ablagert und häufig auf ein Risiko für Stoffwechsel- und Herzerkrankungen hinweist.

Zahlreiche Nährstoffe können im Blut, einigen Zelltypen und gelegentlich im Gewebe gemessen werden. Beispielsweise kann die Überprüfung des Hauptproteins des Blutes, Albumin, helfen, festzustellen, ob jemand einen Proteinmangel hat. Bei unzureichender Ernährung sinkt der Nährstoffgehalt. Obwohl die zellulären Nährstoffspiegel möglicherweise mehr auf verwertbare oder verfügbare Nährstoffe hinweisen als die im Blut transportierte Menge, kann es davon abhängen, was die Messung widerspiegelt, ob diese Messungen den Ernährungszustand genau widerspiegeln (z. B. ob sie sich in den Zellen oder im Blut befinden). . Verschiedene Arten und Farben von

Gemüse (einschließlich Bohnen und Hülsenfrüchte wie Erbsen und Linsen)

Vor allem ganze Früchte, Früchte

Körner, wobei mindestens die Hälfte Vollkornprodukte sind

Milchprodukte wie laktosefreie Sorten, fettfreie oder fettarme Milch, Joghurt und Käse sowie Joghurt und angereicherte Sojagetränke als Ersatz

Proteinreiche Lebensmittel sind Meeresfrüchte, Bohnen, Erbsen, Linsen, mageres Fleisch, Geflügel und Eier sowie Nüsse, Samen und Sojaprodukte.

Öle wie Pflanzenöle und solche, die in Lebensmitteln wie Nüssen und Meeresfrüchten enthalten sind.

Fettleibigkeit kann auftreten, wenn Menschen zu viel essen. Toxizität kann auftreten, wenn sie übermäßige Mengen bestimmter Nährstoffe, typischerweise Vitamine oder Mineralien, zu sich nehmen. Eine Mangelernährung kann durch Unterernährung entstehen, was passieren kann, wenn Menschen nicht genügend Nährstoffe zu sich nehmen.

DIE WISSENSCHAFT DER ERNÄHRUNG

The Science of Nutrition: Debunk the Diet Myths and Learn How to Eat Well for Health and Happiness ist ein bahnbrechendes Buch, das den Lärm widersprüchlicher Ernährungsratschläge durchbricht und populäre Ernährungsmythen entlarvt, um die Ernährung in der modernen Welt neu zu definieren. Es wird anerkannt, dass es in Bezug auf die Ernährung keinen einheitlichen Ansatz gibt.

Dieses Buch wird Ihnen dabei helfen, zu verstehen, was gesunde Ernährung wirklich bedeutet, wenn Sie oft von der Flut an Nährwertinformationen da draußen verwirrt sind oder mit einer weiteren Modediät oder einem Lebensmittelwahn experimentieren. „The Science of Nutrition" beantwortet häufig gestellte Themen mit einem zugänglichen Q&A-Format, auffälligen Fotos und Infografiken.

Die klar lesbaren und faktenbasierten Anleitungen von The Science of Nutrition ermöglichen es Ihnen, die Vorteile und Bedeutung der Ernährung zu untersuchen und die völlig falschen Informationen über die Welt der Lebensmittel und Ernährung anzufechten.

Dank der klaren Erklärungen in diesem unverzichtbaren Buch, die durch die neuesten wissenschaftlichen Erkenntnisse gestützt werden, können Sie fundierte Entscheidungen darüber treffen, was, wann und wie Sie essen.

Die Ernährungswissenschaft hat sich von der Bereitstellung grundlegender Ernährung zur Unterstützung wesentlicher Funktionen und Strukturen des Körpers zur Gesundheitsförderung und Krankheitsprävention entwickelt Funktion des Körpers, Vorbeugung und Linderung von Krankheiten, Verzögerung des Alterungsprozesses und Förderung des Wohlbefindens. Viele werden für ihre gesundheitlichen Vorteile geschätzt, die über die Grundnahrung hinaus in verschiedenen Systemen des menschlichen Körpers, wie Herz-Kreislauf-, Immun-,

Muskel-Skelett- und Nervensystem, über eine Reihe von Wirkmechanismen, einschließlich hypolipidämischer, immunmodulierender, antioxidativer und entzündungshemmender Wirkung, liegen , antitoxische oder organische Wirkungen. Beliebte Nutrazeutika sind Ginseng, grüner Tee, Omega-3-Fettsäuren, Robotik und Johanniskraut. Obwohl die pharmakologische Aktivität der meisten dieser Substanzen in vitro oder bei kleinen Säugetieren gut etabliert ist, stellt die Etablierung klinischer Beweise eine Herausforderung für die Forschung dar. In diesem Artikel werden die gesundheitlichen Vorteile von Nutrazeutika mit klinischen Beweisen diskutiert, die durch Metaanalysen gestützt werden.

Den Prinzipien der evidenzbasierten Medizin folgt die Ernährungswissenschaft; Alle Ernährungsratschläge und -empfehlungen sollten nur auf qualitativ hochwertigen Forschungsergebnissen beruhen. Experimentelle Einstellungen dienen dazu, die unmittelbaren Auswirkungen einer Ernährungsintervention auf ein

Gesundheitsergebnis im Vergleich zu beobachtenden Forschungsdesigns zu bewerten (siehe Kapitel 1) [1]. Sie gelten als eine der vertrauenswürdigsten Arten wissenschaftlicher Beweise in der Beweishierarchie und sind wirksame Instrumente zur Analyse von Ursache-Wirkungs-Zusammenhängen [2].

Daher ist es für die erfolgreiche Durchführung von Ernährungsinterventionsstudien, die klare und überzeugende Beweise liefern sollen, von entscheidender Bedeutung, das Design, die Durchführung und die Verfahren zur Berichterstattung über experimentelle Untersuchungen zu verbessern. Ernährungsstudien verwenden oft eine falsche Technik und enthalten Vorurteile, die einen Forscher dazu bringen könnten, einen Zusammenhang zu entdecken, wenn keiner besteht. Nur wenige wissenschaftliche Bereiche erfordern den Umgang mit so vielen komplizierten Variablen wie die Ernährungswissenschaft [3–11]. Es gibt verschiedene Schwierigkeiten, darunter die Erstellung einer repräsentativen Stichprobe der

Allgemeinbevölkerung, die Wahl eines angemessenen Versuchsdesigns und die möglichen Auswirkungen des Ernährungszustands der Teilnehmer zu Studienbeginn auf spätere Bewertungen. Diätetische Behandlungen können auch Schwierigkeiten haben, Freiwillige zu finden, unter geringer Compliance leiden oder zu kurzlebig sein, um sich auf den Krankheitsverlauf auszuwirken. Alle experimentellen Studien müssen in Übereinstimmung mit ethischen Standards durchgeführt werden [12], aber diese Überlegungen werden häufig durch eine Vielzahl von Elementen erschwert, von der Teilnahme von Teilnehmern, die ernährungsbedingt anfällig sind, bis hin zur engen Beziehung zwischen Ernährungsforschung und Marketing.

Ziel dieses Kapitels ist es daher, Empfehlungen für das angemessene Design von Ernährungsforschung in experimentellen Settings zu geben. Der Leser erhält die Möglichkeit, mehr über die vielen Arten von Forschungsdesigns zu erfahren und darüber, wie wichtig es ist, das beste auszuwählen, um zuverlässige und relevante Daten bereitzustellen. Als nächstes werden die grundlegenden Planungsprinzipien einer Ernährungsinterventionsstudie eingehend behandelt, einschließlich Informationen zur Entwicklung einer Forschungsfrage und Hypothese sowie zur Auswahl des Ergebnisses, der Population und des Designs einer Studie. Zusätzlich werden Anleitungen zur korrekten Erstellung des Forschungsprotokolls gegeben. Schließlich erhält der Leser eingehendere Informationen zur Methodik der Studie, mit besonderem Schwerpunkt auf der Auswahl der Teilnehmer, der Messung der Compliance, der Erhebung und Organisation von Daten und der Durchführung statistischer Analysen.

WESENTLICHE UND NICHT WESENTLICHE NÄHRSTOFFE

Alle Vitamine, Säuren, Fette und Mineralien, die ein lebender Organismus benötigt, um gesund zu sein, bestehen aus essentiellen und nicht essentiellen Nährstoffen. Die Methode, mit der wir die richtige Menge von jedem produzieren oder erhalten, ist sehr unterschiedlich, ebenso wie die spezifischen Nährstoffe, die zu jeder Gruppe gehören.

ZUERST DIE GRUNDLAGEN

Essentielle Nährstoffe sind alle Nährstoffe, die der Körper nicht selbst produzieren kann oder zumindest nicht in ausreichender Menge, um unseren Bedarf zu decken. Das sind die Nährstoffe, die der Körper benötigt, um seine wesentlichen Aufgaben zu erfüllen. Es gibt verschiedene Arten von kritischen Nährstoffen sowie zahlreiche Ansätze, sie zu erwerben.

WAS SIE ZWEITENS SIND

Der Körper benötigt sechs grundlegende Nährstoffe, um richtig zu funktionieren. Dazu gehören Wasser, Krabben, Fett, Vitamine, Mineralstoffe und Eiweiß. All dies wird vom Körper aus unterschiedlichen Gründen benötigt und von ihm nicht ausreichend produziert. Es gibt zusätzliche bestimmte Nährstoffe, die unter jede der oben genannten Gruppen fallen. Diese beinhalten:

3. WO SIE SIE FINDEN

Essentielle Nährstoffe sind in vielen Diäten reichlich vorhanden. Diät ist eine fantastische Methode, um sie in Ihre Ernährung aufzunehmen und Ihren Körper zu nähren. Nahrungsergänzungsmittel mit Vitaminen und Mineralstoffen sind eine weitere Möglichkeit, Ihrem Körper die Nährstoffe zuzuführen, die er benötigt. Es ist wichtig zu verstehen, von welchen Nährstoffen Ihr Körper mehr benötigt, wenn Sie Ihre Nahrungsaufnahme über die Nahrung erhöhen möchten. Sesamsamen, Kohlrabi, Sardinen und Tofu sind einige Lebensmittel, die besonders reich an Kalzium sind. Limabohnen, Sojabohnen, Linsen und Mangold sind die Lebensmittel mit dem höchsten Kaliumgehalt.

4. UNBEKANNTE ARTEN

Unterschiedliche Lebensarten wie Hunde, Bären, Vögel und Fische haben unterschiedliche Ernährungsanforderungen. Der Körper jeder Spezies unterscheidet sich vollständig von den anderen und benötigt eine spezielle Kraftstoffmischung, um richtig zu funktionieren. Ihre Ernährungsbedürfnisse haben einen erheblichen Einfluss sowohl auf den Lebensraum, in dem sie leben, als auch auf die Dinge, die sie konsumieren.

1. ÜBERSICHT

Nährstoffe, die der Körper auf natürliche Weise produzieren kann, werden als nicht essentielle Nährstoffe bezeichnet. Darüber hinaus können bestimmte Mahlzeiten Ihnen helfen, sie aufzunehmen. Sie sind dennoch entscheidend für die Erhaltung der Gesundheit, auch wenn sie als nicht wesentlich angesehen werden. Ein Mangel an einem dieser Nährstoffe kann zu Krankheiten führen.

WIE ARBEITEN SIE?

Die meisten Vitamine gelten in Wirklichkeit als wichtige Nährstoffe. Der Körper erschafft jedoch einige auf bestimmte einzigartige Weise. Um Kalzium aufzunehmen und gesunde Knochen zu erhalten, muss Vitamin D durch Sonneneinstrahlung gebildet werden. Biotin, ein weiteres nicht essentielles Vitamin, stellt der Körper selbst in ausreichender Menge her.

3. KRANKHEITEN

Die meisten Vitamine sind für normale biologische Prozesse notwendig, daher kann ihr Fehlen erhebliche gesundheitliche Probleme verursachen. Da sie ein Zeichen für eine zugrunde liegende Erkrankung sind, sollten Mängel an nicht essentiellen Nährstoffen genau überwacht werden.

DIETRY REFRENSE EINNAHMEN

Dietary Reference Intakes (DRIs) sind eine Sammlung von mindestens vier auf Nährstoffen basierenden Referenzwerten, von denen jeder eine bestimmte Funktion hat. DRIs sind eine Erweiterung der jährlichen Berichte, bekannt als Recommended Dietary Allowances, die seit 1941 von der National Academy of Sciences herausgegeben werden. The Standing Committee on the Scientific Evaluation of Dietary Reference Intakes of the Food and Nutrition Board, Institute of Medicine, National Academy of Sciences und Health Canada arbeiten gemeinsam an diesem umfangreichen Projekt. Eine Erläuterung des allgemeinen Verfahrens und seines Beginns finden Sie in Anhang A.

Die empfohlene Zufuhr, manchmal auch als Referenzzufuhr (DRI) bezeichnet, besteht aus der empfohlenen Tagesdosis (RDA), der angemessenen Zufuhr (AI), der tolerierbaren oberen Zufuhrmenge (UL) und dem geschätzten durchschnittlichen Bedarf (EAR).

Um ein bestimmtes Ernährungsniveau bei einer Person aufrechtzuerhalten, muss ein Nährstoff kontinuierlich in einer bestimmten Menge aufgenommen werden. Jedes Kapitel spezifiziert die ausgewählten Kriterien der Ernährungssuffizienz; Beachten Sie, dass sich das Kriterium je nach Lebensphase ändern kann.

Sofern nicht anders angegeben, beziehen sich alle Werte für RDAs, AIs und EARs auf die Menge des Nährstoffs oder der Lebensmittelkomponente, die durch Lebensmittel aus einer Ernährung bereitgestellt würde, die mit der in Kanada und den Vereinigten Staaten verzehrten vergleichbar ist. Eine größere Zufuhr kann erforderlich sein, wenn die Aufnahmefähigkeit des Nährstoffs chronisch extrem niedrig ist (z. B. aufgrund eines sehr hohen Ballaststoffverbrauchs).

Wenn die Hauptquelle eines B-Vitamins ein Nahrungsergänzungsmittel ist (z. B. B12 für ältere Menschen), kann eine geringere Dosis erforderlich sein, da ein größerer Anteil des Vitamins absorbiert werden kann.

Die gesunde Bevölkerung muss sich an die DRIs halten. Die empfohlenen Nahrungszulagen für Menschen oder RDAs werden als AIs bezeichnet. Für diejenigen, die bereits unterernährt sind, reicht die Einnahme der erforderlichen Mengen an Chlor und B-Vitaminen möglicherweise nicht aus. Eine Person kann mehr benötigen, wenn sie eine Krankheit hat, die ein Malabsorptionssyndrom verursacht, oder wenn sie sich Behandlungen wie Häm-Dialyse oder Peritonealdialyse unterzieht. Für Menschen mit einem viel höheren Ernährungsbedarf sollten spezifische Ratschläge gegeben werden. Solche Empfehlungen können auf der RDA oder AI basieren, aber ausgebildete Mediziner und Ernährungsexperten sollten sie nach Bedarf an besondere Umstände anpassen.

CHOLESTERIN

Sowohl in menschlichen als auch in tierischen Zellen ist Cholesterin ein wachsartiges, fettartiges Molekül. Obwohl der Körper auch Cholesterin produziert, kann es auch aus der Nahrung stammen, die wir zu uns nehmen. Trotz der häufigen Erwähnung von Methoden zur Senkung des Cholesterinspiegels im Blut produziert und verwertet der Körper neben Cholesterin auch eine Vielzahl anderer Verbindungen. Gallensäuren, die für den Abbau von Fetten notwendig sind, werden produziert, wenn Cholesterin vorhanden ist. Darüber hinaus trägt es zur Produktion von Vitamin D in der Haut bei und wird zur Herstellung lebenswichtiger Hormone wie Progesteron und Östrogen verwendet.

Die Lipoproteine, die im Blut an Cholesterin gebunden sind, werden als Lipoproteine bezeichnet. Es gibt zwei Hauptkategorien von Lipoproteinen, die von Interesse sind. Sie sind als Low-Density-Lipoproteine (LDLs) und High-Density-Lipoproteine (HDLs) (LDLs) bekannt.

Lipoproteine hoher Dichte (HDLs), manchmal auch als „gutes" Cholesterin bekannt, entfernen überschüssiges Cholesterin aus dem Körper, damit die Leber es abbauen kann. Niedrigere Herzkrankheitsraten wurden mit höheren HDL-Spiegeln in Verbindung gebracht.

LDL-Cholesterin ist mit „schlechtem" Cholesterin (LDLs) verbunden. LDLs transportieren Triglyceride aus dem Blut zu den Körperzellen. Aufgrund von Cholesterin und Fett, die sich an den Arterienwänden ablagern, sind hohe LDL-Spiegel mit einem höheren Risiko für Herzerkrankungen verbunden. Als Folge dieser Fettablagerungen schrumpft der Innendurchmesser der Arterien, was den Blutfluss verringert und das Risiko von Herzerkrankungen und Schlaganfällen erhöht.

Ihr Arzt wird Ihnen einen Bluttest zur Beurteilung Ihres Lipidprofils verschreiben, um Ihren Cholesterinspiegel im Blut und Ihr Risiko für Herzerkrankungen zu bestimmen. Dies bezieht sich häufig auf Messungen von Triglycerid (eine Art Fett),

Gesamtcholesterin, LDL-Cholesterin und HDL-Cholesterin. Die Menge an Cholesterin in einer Blutprobe wird in Milligramm (mg) pro Deziliter (Dill) ausgedrückt. Ihr Risiko, einen Herzinfarkt oder Schlaganfall zu erleiden, wird anhand der gesammelten Ergebnisse berechnet. Bedeutet dies, dass Sie einen Herzinfarkt bekommen, wenn Ihre Messwerte zu niedrig sind? Nein, es zeigt nur an, dass Ihr Risiko höher ist. Ihr Risiko wird durch andere Variablen wie Familienanamnese, Rauchen, Bluthochdruck und Diabetes beeinflusst.

Die Zahlen unten stellen die Blutspiegel von Gesamtcholesterin, LDL-Cholesterin, HDL-Cholesterin und Triglyceriden bei akzeptablen, grenzwertigen und inakzeptablen Werten dar.

MIKRONÄHRSTOFFE

Mikronährstoffe gibt es in zwei verschiedene Kategorien: Vitamine und Mineralstoffe. Obwohl sie nur in Spurenmengen benötigt werden, sind sie entscheidend für das menschliche Wachstum und Wohlbefinden, da sie Dinge wie den Stoffwechsel, die Herzfrequenz, den zellulären pH-Wert und die Knochendichte kontrollieren. Ein Mangel an Mikronährstoffen kann bei Kindern zu einer verkümmerten Entwicklung und einem höheren Risiko für die Entwicklung zahlreicher Krankheiten als Erwachsener führen. Der Mensch ist anfällig für Krankheiten wie Rachitis (Vitamin-D-Mangel), Skorbut (Vitamin-C-Mangel) und Osteoporose, wenn er nicht genügend Mikronährstoffe (Kalziummangel) zu sich nimmt.

VERSCHIEDENE MIKRONÄHRSTOFFE

Die zwei Arten von Vitaminen sind wasserlöslich und fettlöslich. Vitamine, die leicht über Körperflüssigkeiten verloren gehen, müssen täglich zugeführt werden, da sie wasserlöslich sind. Vitamin C und der B-Komplex sind Beispiele für wasserlösliche Vitamine. Die bekanntesten Vitamine des B-Komplexes sind B6 bzw. B12. Fettlösliche Vitamine müssen nicht täglich verzehrt werden, da sie nicht so schnell verlieren wie ihre wasserlöslichen Pendants. Stattdessen neigen sie dazu, sich im Körper anzusammeln. A, D, E und K sind die fettlöslichen Vitamine.

Makromineralien und Mikromineralien sind die zwei verschiedenen Arten von Mineralien, die zugänglich sind. Makrominerale, die folgendes umfassen, werden in größeren Mengen benötigt: Calcium \Magnesium

Phosphor\Natrium\Kalium

Es sind nur Spuren der folgenden Mikromineralien erforderlich:

Eisen \scupper \jod \zink \fluorid

ENTHÄLT MIKRONÄHRSTOFFE

Mikronährstoffe sind in allen Lebensmitteln enthalten. Hier ist eine Liste wichtiger Mikronährstoffe und gängiger Mahlzeiten, die diese enthalten:

Joghurt, Spinat, Milch und Sardinen sind alle Kalziumquellen.

Rindfleisch, Fisch, Käse und Eier sind Quellen für Vitamin B12.

Kichererbsen, Truthahn, Cashewnüsse und Rindfleisch enthalten alle Zink.

Kaliumreiche Lebensmittel sind Aprikosen, Bananen, Spinat und Kartoffeln.

Orangen, Paprika, Brokkoli, Bananen und Vitamin C

Nährstoffreiche Lebensmittel sind solche mit einer hohen Konzentration an Mikronährstoffen. Dieses Verhältnis untersucht, wie viele Kalorien eine Mahlzeit im Verhältnis zu den darin enthaltenen Nährstoffen bietet. Lebensmittel mit wenig Kalorien und einer hohen Konzentration an Mikronährstoffen, wie Obst und Gemüse, haben eine höhere Nährstoffdichte.

Die Forschung zu Mikronährstoffen aus Nahrungsergänzungsmitteln oder anderen Non-Food-Quellen, einschließlich Multivitaminen, ist zweideutig. Multivitamine werden oft von Ärzten empfohlen und von der Allgemeinheit eingenommen, ihre Nützlichkeit wurde jedoch nicht nachgewiesen. Da die Kosten, Qualität und Sicherheit dieser Artikel stark variieren, sollten Verbraucher bei der Einnahme von Mikronährstoffen in

Nahrungsergänzungsmitteln Vorsicht walten lassen.

VITAMINE

Mikronährstoffe wie Vitamine und Mineralstoffe werden vom Körper für eine Vielzahl regelmäßiger Prozesse benötigt. Da unser Körper diese Mikronährstoffe jedoch nicht selbst bilden kann, müssen sie über die Nahrung aufgenommen werden. Vitamine sind chemische Verbindungen, die entweder als fettlöslich oder als wasserlöslich kategorisiert werden können.

Vitamine sind chemische Verbindungen, die entweder als fettlöslich oder als wasserlöslich kategorisiert werden können. Vitamine, die sich in Fett auflösen, einschließlich der Vitamine A, D, E und K, neigen dazu, sich im Körper anzureichern. Vitamine, die sich in Wasser auflösen müssen, um vom Körper aufgenommen zu werden (wie Vitamin C und Vitamine des B-Komplexes, einschließlich Vitamin B6, Vitamin B12 und Folsäure), können nicht gelagert werden. Nicht verwertete wasserlösliche Vitamine scheidet der Körper größtenteils über den Urin aus.

Mineralien sind anorganische Substanzen, die im Boden und im Wasser vorkommen und von Pflanzen und Tieren aufgenommen und aufgenommen werden können. Obwohl Sie wahrscheinlich bereits mit Kalzium, Natrium und Kalium vertraut sind, gibt es eine Reihe zusätzlicher Mineralien, einschließlich Spurenelemente (wie Kupfer, Jod und Zink), die in sehr geringen Mengen benötigt werden.

Die National Academy of Medicine, früher bekannt als Institute of Medicine, erstellt Ernährungsreferenzwerte für Vitamine und Mineralstoffe, die als Dietary Reference Intakes (DRIs) bekannt sind. [1] Diese sollen als Leitfaden für eine gesunde Ernährung und als wissenschaftliche Grundlage für die Erstellung von Ernährungsempfehlungen sowohl in den Vereinigten Staaten als auch in Kanada dienen. Mehr als 40 Nährstofftypen werden durch die auf Alter, Geschlecht und Lebensphasen abgestimmten DRIs abgedeckt. Die Empfehlungen basieren auf Berichten über die Toxizitäten und Mängel der einzelnen Nährstoffe, die zugänglich gemacht wurden. In der folgenden Tabelle können Sie mehr über Vitamine, Mineralstoffe und die jeweils empfohlene Zufuhr erfahren.

MINERALIEN

Mineralstoffe sind jene Stoffe, die in Lebensmitteln und im Boden vorkommen und die unser Körper für ein gesundes Wachstum und eine gesunde Entwicklung benötigt. Kalzium, Phosphor, Kalium, Natrium, Chlorid, Magnesium, Eisen, Zink, Jod, Chrom, Kupfer, Fluorid, Molybdän, Mangan und Selen sind alle für eine gute Gesundheit notwendig.

Mineralien sind anorganische Substanzen, die im Boden und im Wasser vorkommen und sowohl von Pflanzen als auch von Tieren aufgenommen werden. Während Kalzium, Natrium und Kalium für Sie wahrscheinlich erkennbar sind, gibt es eine Vielzahl zusätzlicher Mineralien, einschließlich Spurenelemente (wie

Kupfer, Jod und Zink), die in sehr geringen Mengen benötigt werden.

Dietary Reference Intakes (DRIs) für Vitamine und Mineralstoffe werden in den USA von der National Academy of Medicine (ehemals Institute of Medicine) entwickelt. [1] Diese dienen sowohl als exzellenter Ernährungsleitfaden als auch als wissenschaftliche Grundlage für die Schaffung von Ernährungsstandards sowohl in den Vereinigten Staaten als auch in Kanada. Die DRIs umfassen mehr als 40 Ernährungskomponenten und sind auf Alter, Geschlecht und Lebensphasen abgestimmt. Die Empfehlungen basieren auf derzeit zugänglichen Berichten über ernährungsbedingte Toxizität und Unzulänglichkeit. Die folgende Tabelle enthält weitere Informationen zu Vitaminen und Mineralstoffen, einschließlich der empfohlenen Tagesdosis.

WASSER

Es hat keine Kalorien und ist so einfach zu entdecken wie die nahe gelegene Wasserquelle. Wasser hilft beim Ersatz von Flüssigkeiten, die durch Stoffwechsel,

Atmung, Schweiß und Abfallbeseitigung verloren gehen. Es erhält eine gesunde Haut, schmiert Gelenke und Gewebe, beugt Überhitzung vor und ist wichtig für eine normale Verdauung.

Mehr Vorteile von Trinkwasser als nur Durstlöschen. Es ist notwendig, dass Ihr Körper gesund bleibt und richtig funktioniert.

Die Mehrheit der Schlüsselsysteme in Ihrem Körper ist auf Wasser angewiesen, um zu funktionieren und zu gedeihen. Es sollte nicht überraschen, dass eine ausreichende Flüssigkeitszufuhr Ihnen zugute kommen könnte, da Wasser etwa 60 % Ihres Körpergewichts ausmacht. Kontrolle der Körpertemperatur

Gewebe in Mund, Nase und Augen werden befeuchtet.

Schützt Körpergewebe und Organe

Transportiert Sauerstoff und Nährstoffe zu den Zellen

Gelenke mit Schmiermittel

Reduziert die Belastung von Leber und Nieren durch die Beseitigung von Abfallstoffen.

Macht Mineralien und Nährstoffe für Ihren Körper verfügbar, indem es sie auflöst.

Sie brauchen wie viel Wasser?

Sie verlieren jeden Tag acht bis zwölf Tassen Wasser durch Atmen, Schwitzen, Urinieren und Stuhlgang. Im Allgemeinen benötigen Männer mindestens 12 Tassen Flüssigkeit pro Tag, während Frauen mindestens 9 Tassen benötigen. Bewegung, heißes Wetter, Höhenlage, eine ballaststoffreiche Ernährung und höhere Verluste durch Kaffee- und Alkoholkonsum sind alles Faktoren, die Ihren Flüssigkeitsbedarf erhöhen.

Jeder Mensch braucht unterschiedlich viel Wasser, um gesund zu sein. Die Farbe Ihres Urins kurz nach dem Aufstehen ist ein nützlicher Indikator für Ihren Flüssigkeitshaushalt. Urin, der die Farbe von Limonade oder Stroh hat, weist auf eine ausreichende Flüssigkeitszufuhr hin. Dehydration wird durch dunkel gefärbten

Urin angezeigt, der etwa die Farbe von Apfelsaft hat.

Es ist entscheidend, die Wasserversorgung Ihres Körpers durch das Trinken von wasserhaltigen Getränken und das Essen von Nahrungsmitteln zu ersetzen.

Während der Großteil Ihres Flüssigkeitsbedarfs durch Wasser gedeckt werden sollte, umfassen andere Optionen Suppen, Milch, 100 % Fruchtsaft und entkoffeinierte Tees. Außerdem enthalten Obst und Gemüse eine beträchtliche Menge Wasser. Es ist besser, jeden Tag mindestens acht Tassen Flüssigkeit zu sich zu nehmen, da es schwierig ist, zu überwachen, wie viel Wasser Sie durch Essen zu sich nehmen.

Nach Angaben der British Dietetic Association (BDA) ist die Ernährungsbewertung der methodische Prozess der Erhebung und Analyse von Daten, um Rückschlüsse auf Art und Ursprung der ernährungsbedingten Gesundheitsprobleme einer Person zu ziehen.

Dies unterscheidet sich vom Ernährungsscreening, bei dem es sich um eine schnelle Risikobewertung handelt, die von jedem Arzt durchgeführt werden kann und zu einer Ernährungsbewertung durch einen Ernährungsberater führen kann (Link zur Seite Screening und MUSS).

Gesundheitspraktiker können eine effektive Ernährungsbewertung durchführen, indem sie einem systematischen Bewertungsweg folgen, um Patienten zu identifizieren, die eine Ernährungsintervention benötigen, und um die klinische Entscheidungsfindung durch die Verwendung eines personenzentrierten Ansatzes zu verbessern. Das Verfahren fördert eine konstante Praxisqualität, ist einfach anzuwenden und ermöglicht eine effiziente Patientenüberwachung . Ein systematischer Bewertungsansatz fördert das Expertenurteil und die fundierte Entscheidungsfindung auf allen Ebenen, ohne die Autonomie zu beeinträchtigen. Das Verfahren bietet eine Rechtfertigung für die diätetische Intervention und ermöglicht eine Plananpassung, wenn sich die Umstände jeder Person im Laufe der Zeit ändern.

ANTHOROPYMATERIE

Die vielen Bestandteile des menschlichen Körpers können mit Hilfe der Anthropometrie bewertet werden. Die anatomische Zusammensetzung des Körpers aus Knochen, Muskeln, Wasser und Fett wird als Körperzusammensetzung bezeichnet. Für eine gründlichere Beurteilung sind mehrere Messungen erforderlich, da eine Messung kein vollständiges Bild des Zustands des Patienten liefert. Einführung in die Mangelernährung Veränderungen der Körperzusammensetzung sind das Ergebnis von Mangelernährung.

Maße des menschlichen Körpers, die zur Bestimmung der Körperzusammensetzung verwendet werden können.

GESCHÄTZTER KALORIENBEDARF

Die Mehrheit der Frauen benötigt 1.600–2.400 Kalorien pro Tag, um ihr Gewicht zu halten. Die meisten Männer benötigen zwischen 2.000 und 3.000 Kalorien. Sie können Gewicht verlieren, indem Sie weniger Kalorien essen. Die Reduzierung Ihrer täglichen Kalorienaufnahme kann eine erfolgreiche Strategie zur Gewichtsreduktion sein.

Alter, Stoffwechsel, körperliche Aktivität und andere Faktoren beeinflussen die empfohlene tägliche Kalorienzufuhr.

Im Allgemeinen sollten Frauen 2.000 Kalorien pro Tag und Männer 2.500 verbrauchen.

WAS SIND KALORIEN?

Kalorien sind eine Maßeinheit für den Energiegehalt von Speisen und Getränken. Sie benötigen Energie in Abhängigkeit von:

Ihr Alter; zum Beispiel könnten heranwachsende Kinder und Jugendliche mehr Energie benötigen.

Ihre Lebensweise, z. B. Ihre Aktivität und Ihr Gewicht. Wie schnell Sie Energie verbrennen, hängt von Ihrer Größe und Ihrem Gewicht ab

Wie viel Energie Sie verbrauchen, hängt von einer Reihe anderer Faktoren ab. Als Illustration:

Einige Hormone (Körpersubstanzen) wie Schilddrüsenhormone Einige Medikamente wie Glukokortikoide, eine Art Steroid Alter, Geschlecht, Größe, Gewicht, Umfang der körperlichen Aktivität und viele andere Faktoren beeinflussen den täglichen Kalorienbedarf einer Person. Es spielt auch eine Rolle, ob Gewichtsreduktion, Gewichtserhaltung oder Gewichtszunahme das Ziel bei der Bestimmung der zu verbrauchenden Kalorienmenge ist. Tabelle A2-1 zeigt den geschätzten Kalorienbedarf zur Aufrechterhaltung des Kaloriengleichgewichts für verschiedene Alters- und Geschlechtsgruppen nach drei unterschiedlichen Ebenen der körperlichen Aktivität. Diese Schätzungen basieren auf den Formeln für den geschätzten Energiebedarf (EER) und verwenden Referenzgrößen- und -gewichtsbereiche für jede Alters- und Geschlechtsgruppe, die als repräsentativ für gesunde Durchschnittswerte angesehen werden. Bei Kindern und Jugendlichen können

Standardgewicht und -größe abweichen. Das Modell ist 5 Fuß 10 Zoll groß und 154 Pfund für Erwachsene. Eine Referenz Eine Person

ERWARTUNG

Der soziale Fortschritt eines Landes kann an seiner Lebenserwartung gemessen werden. Das Leben eines Menschen kann dadurch verbessert werden, dass er gesund und langlebig ist.

Qualität, sondern garantiert ihnen auch mehr Zeit, um ihren Lebenstraum zu verwirklichen. Es wurde festgestellt, ob das Ziel, die Lebensbedingungen der Menschen ständig zu verbessern, erreicht wird, indem der Anstieg der Lebenserwartung im Laufe der Ära des „Zwölften Fünfjahresplans für wirtschaftliche und soziale Entwicklung Chinas" gemessen wird. Einer der wesentlichen Aspekte, die die Gesundheit der Menschen bestimmen, ist die Ernährung. Sowohl Überernährung als auch Unterernährung erhöhen das Risiko, krank zu werden und zu sterben. Es wurden zahlreiche Studien zum Zusammenhang zwischen Ernährung und

Lebenserwartung durchgeführt, und die Ergebnisse sind für China sehr wertvoll, um die Lebenserwartung der Menschen durch gezielte Ernährungsinterventionsstrategien zu verbessern. Die Fortschritte in der globalen Ernährungs- und Lebenserwartungsforschung werden in diesem Papier skizziert.

Sowohl die Nahrungsaufnahme als auch der Ernährungszustand, die bekanntermaßen die Lebenserwartung und eine gesunde Lebenserwartung beeinflussen, werden vom Konzept der Ernährung abgedeckt.

Zu den in der Ernährungsforschung weit verbreiteten Indikatoren der Nahrungsaufnahme gehören der Kalorienverbrauch pro Person, die Proteinaufnahme, die Aufnahme von Obst und Gemüse, das Stillen usw.

Einige Studien haben auch die lokale Lebensmittelproduktion verwendet. Auch anthropometrische Messungen wie Körpergröße, Gewicht, Geburtsgewicht, Gewichtsveränderung, Body-Mass-Index

(BMI), Taillenumfang, Verhältnis von Taille zu Hüfte und Hautfalten spiegeln den Ernährungszustand wider. In einigen Studien wurden auch zusammengesetzte Indikatoren verwendet. Beispielsweise wurde ein zusammengesetzter Indikator, der verwendet wurde, um den Ernährungszustand der Bevölkerung widerzuspiegeln, anhand des BMI und der Nahrungsaufnahme konstruiert. Der Wert der anthropometrischen Indikatoren wurde typischerweise verwendet, um den Grad der Unterernährung oder Überernährung zu berechnen. Auch die Forschungsmethoden zur Untersuchung von Ernährung und Lebenserwartung waren unterschiedlich, da die Daten aus unterschiedlichen Quellen stammten.

LEBENSERWARTUNG UND ERNÄHRUNGSGEWOHNHEITEN

Ernährungsgewohnheiten sind wichtig für das menschliche Überleben und die Produktivität. Laut den Schriften von Fugal hingen chronische Unterernährung und anhaltender Hunger während Hungersnöten mit der Überlebens- und Arbeitsfähigkeit der Menschen zusammen[1-2]. Ende des 18. Jahrhunderts schätzte Fugal den Kalorienverbrauch in Frankreich und England. Er entdeckte, dass die Schätzungen mit den Ernährungsgewohnheiten verschiedener sozialer Schichten und den Sterblichkeitsraten in jedem Land übereinstimmten. Die Verbesserung des Ernährungszustands erklärte fast den gesamten Rückgang der Sterblichkeit, der in England, Frankreich und Schweden zwischen 1775 und 1875 verzeichnet wurde[2] .

Die Verfügbarkeit von Nahrungsmitteln ist ein wichtiger Faktor, um die Lebenserwartung zu beeinflussen. Freda[3] analysierte die Determinanten der Lebenserwartung in der Türkei anhand von Zeitreihendaten von 1965 bis 2005. Regionale öffentliche Gesundheitsausgaben, Nahrungsaufnahme, Zigarettenraucherrate, Analphabetenrate, Kriminalitätsrate und Urbanisierungsgrad wurden ausgewählt Determinanten.

Die Nahrungsaufnahme wurde anhand des Lebensmittelproduktionsindex bewertet. Die Studiendaten wurden aus den World

Development Indicators 2007 der Schwertbank (WB), den Internationalen Finanzstatistiken 2007 des Internationalen Währungsfonds (IWF), den Wirtschafts- und Sozialindikatoren des türkischen statistischen Instituts, der Annual Health, gesammelt Statistik des türkischen Gesundheitsministeriums. Diese Studie legte nahe, dass der wichtigste Faktor bei der Beeinflussung der Lebenserwartung die Verfügbarkeit von Nahrungsmitteln oder die Ernährung war

SCHLÜSSELBEGRIFFE

Der menschliche Körper benötigt acht essentielle Aminosäuren, um richtig zu funktionieren; das sind die Eiweißbausteine. Krebs

eine Klasse von Störungen, die durch die unkontrollierte Entwicklung und Ausbreitung abnormaler Zellen im Körper definiert sind. Kohlenhydrate sind ein notwendiger Nährstoff, der als Hauptenergiequelle des Körpers dient. Entweder einfach oder kompliziert beschreiben sie. Einfache liefern Ihnen sofortige Energie und sehr wenig Vitamine und Mineralstoffe. Komplexe liefern dauerhafte Energie

Wenn Ihr Körper nicht genug Wasser bekommt, um zu funktionieren, wird er dehydriert.

Diabetes ist ein Zustand, bei dem der Körper Insulin nicht effizient herstellen oder verwenden kann, ein Hormon, das erforderlich ist, um Zucker, Kohlenhydrate und andere Nahrungsmittel in Energie für das tägliche Leben umzuwandeln.

Dietary Guidelines for Americans ist eine Sammlung von Ernährungs- und Bewegungsratschlägen auf der Grundlage wissenschaftlicher Forschung mit dem Ziel, die Gesundheit zu fördern und Krankheiten vorzubeugen. Seit 1980 geben das Gesundheitsministerium (HHS) und das Landwirtschaftsministerium diese alle fünf Jahre heraus. Fett ist ein entscheidender Inhaltsstoff, der den Körper warm hält, hilft, Vitamine zu speichern, wichtige Organe zu schützen und langanhaltende Energie zu liefern. Eine fettreiche Ernährung wird nicht empfohlen.

Eine Art Kohlenhydrat, das der Körper nicht verdauen kann, sind Ballaststoffe. Da Ballaststoffe dabei helfen, sich satt zu fühlen, sind sie besonders wichtig, um den Transport von Nahrung durch das Verdauungssystem zu unterstützen und das Gewicht zu regulieren.

Als Herzkrankheiten werden Krankheiten bezeichnet, die die strukturellen Bestandteile des Herzens und des Herz-Kreislauf-Systems schädigen.

Der Körper benötigt wichtige Mineralien in Dosen von mehr als 100 Milligramm pro Tag. Dazu gehören Kalzium, Magnesium, Phosphor, Kalium, Natrium und Skulpturen.

Aus biologischer oder gesundheitlicher Sicht sind Mineralien Nährstoffe, die chemische Prozesse im Körper steuern.

Nährstoffe sind in Lebensmitteln enthaltene Chemikalien, die bestimmten Zwecken im Körper dienen, wie z. B. der Energieversorgung, der Wachstumsförderung und der Abwehr von Krankheiten.

AKTIVITÄTEN

(Erwägen Sie, nach ein paar Freiwilligen zu fragen oder jeden als Einführungsübung sein Lieblingsgemüse angeben zu lassen.)

Essen Sie für eine ausgezeichnete Gesundheit jeden Tag eine Vielzahl von Gemüsesorten! Jedes Gemüse oder jeder Saft, der ausschließlich aus Gemüse besteht, wird der Kategorie Gemüse zugerechnet. Gemüse gibt es in einer Vielzahl von Formen, darunter ganz, zerkleinert oder püriert, frisch, gefroren, in Dosen oder getrocknet/dehydriert.

Für Gemüse wurden fünf Kategorien festgelegt:

Dunkelgrüne, orangefarbene, trockene Bohnen und Erbsen, stärkehaltiges Gemüse und andere gehören zu den ersten fünf Lebensmitteln.

Welches grüne Gemüse kannst du nennen? Wie wäre es mit einem in Orange? eine Art Bohne? ein Gemüse mit Stärke?

Essen Sie jeden Tag abwechslungsreiches Obst und Gemüse. Sie sind Bestandteil einer ausgewogenen Ernährung und liefern Ihrem Körper die Nährstoffe, die er braucht, um stark und gesund zu sein.

Richtungen

Ähnlich wie das Spiel „Obstkorb umwerfen" ist diese Übung.

Zu Beginn sollten die Spieler im Stehen oder Sitzen einen Kreis bilden. Ein Spieler wird ohne Position in der Mitte sein.

Der Ausbilder oder Leiter wird die Gruppe umkreisen und jede Person mit dem Namen eines Gemüses "kennzeichnen". Identifizieren Sie jedes Gemüse mit mindestens zwei Individuen; Etikettiere zum Beispiel drei als „grüne Bohne". (Alternativ können Sie die Kinder bitten, ihre Namen aus einem Hut für ihr Gemüse zu wählen.)

Der zentrale Teilnehmer wird die Namen der Gemüse bekannt geben.

Die diesem Gemüse zugeordneten Personen müssen sich schnell an eine andere Stelle im Kreis bewegen, wenn ihr Name aufgerufen wird. Der zentrale Spieler versucht, einen Platz auf dem Kreis zu „stehlen".

Die Person, die keinen Platz hat, befindet sich dann in der Mitte und kündigt das nächste Gemüse an.

Wenn er in der Mitte ist, darf der Spieler einmal „Tossed Salad!" rufen. Danach müssen sich alle bewegen.

Rückblick auf den Verzehr von Gemüse nach der Aktivität fördert die Gesundheit. Welche Pflanzen essen gerne? Wie können Sie Ihren Gemüsekonsum steigern?

Wer isst zum Abendessen einen Salat? Das Werfen eines Salats ist eine hervorragende Methode, um die Vielfalt an Gemüse in Ihrer Ernährung zu erhöhen. Ziehe in Betracht, Gemüse in deinen Sandwiches zu verwenden. Wie wäre es mit einem Snack aus Brokkoli und Karotten? Nimmst du immer etwas Gemüse für dein Schulessen?

VERWEISE

ILSI Press, Washington, DC, 1996, S. 160–166. Ziegler EE und Filer LJ, Herausgeber von Present Knowledge in Nutrition, 7.

Auflage. Sky Randi Von Thiamin Tanphaichitr V., mit Überarbeitungen von Shills M, Olson JA, Shake M und Ross AC. Health and Disease: Modern Nutrition, Williams & Wilkins, Baltimore, 1999, 9. Auflage, S. 381-389

Zweite Ausgabe von Nutritional Biochemistry, San Diego: Academic Press, 1999. Blaydon, T.

Diet and cataract: The Blue Mountains Eye Study, Ophthalmology 107(3):450-456, 2000. Nuclear lens opacities with Chronic Nutrition Intake, Cumming RG, Mitchell P, and Smith W. Arch Ophthalmic, 2005; 123(4):517-526. Jacques, PF; Taylor, A.; S. Möller und andere.

159–67; März–April 1999; EJ Marshall und Thomson AD (2006) 41(2) Dec gehen darauf ein, wie man mit Personen umgeht, die ein Risiko für generalisierte Warnock-Enzephalopathie haben. Qizilbash, N., JM Lopez-Arietta und JL Rodriguez-Martin, veröffentlicht. Therapie der Alzheimer-Krankheit mit Thiamin (Cochrane Review). 2002 2:CD001498 Cochrane-Datenbankanalyse

Sainsbury, R., George, P., Wilkinson und Hanger sind die Autoren. Spielen Alterung oder Komorbidität eine Rolle bei Thiaminmangel bei älteren Menschen? 111–116 in Age Ageing, 29(2), 2000

Patienten mit dekompensierter Herzinsuffizienz, die regelmäßig Furosemid anwenden, können einen Thiaminmangel haben. Can J Clan Pharmacology 10(4):184–188, 2003. Shimon I., Alma S. und andere; Verde Z. Patienten mit dekompensierter Herzinsuffizienz, die sich einer Langzeitbehandlung mit Furosemid unterziehen und eine Thiamin-Supplementierung erhielten, zeigten eine bessere linksventrikuläre Funktion. Zanuck C., Healey J., Donnelly J., Vaillancourt R., Alkali Y. und Smith S. 1995; 98(5): 485-490 in Am M. Leslie, M. Gheorghiade und J. Helfen Thiaminpräparate bei der Behandlung von Herzinsuffizienz? 131(6), 1248–1250, American Heart Journal, 1996.

Andere sind Lee WN, JL Brands und LG Boors. Benutzer von Thiaminpräparaten, die Krebs haben, haben ein Problem.

Research on anticancer, 18(1B), 595–602 (1998).

Martinez, Boren und Comin-Anduix untersuchten, wie die Stoffwechselregulation des Tumorwachstums durch eine Thiamin-Supplementierung beeinflusst wurde. Euro J Brioche 268(15):4177–4182 (2001).

Das Food and Nutrition Board der 31. Reihe der wissenschaftlichen Komiteeberichte des Institute of Medicine über die Nahrungs-, Nährstoff- und Energiezufuhr für die Europäische Gemeinschaft von 1993. Thiamin. Es gibt eine Reihe von Nährstoffen mit empfohlener Tagesdosis, darunter Thiamin, Riboflavin, Niacin, Pantothensäure, Biotin und die Vitamine B6 und B12. National Academy Press, 1998; 58-86 Uhr; Washington, DC Russell und Sutter eine Überprüfung des Vitaminbedarfs für Senioren. 1993; 58(1):4-14. In J Clan Nut

Was konsumieren wir gerade? : Beiträge des Robert Koch-Instituts zur

Gesundheitsberichterstattung des Bundes (2002).

Institut für Ernährungswissenschaften in Österreich (1998).

Die PDR für Nahrungsergänzungsmittel wurde von Handler SS und Rurik DR herausgegeben. 2001 Montvale, Medical Economics Company, Inc., und der Food Science Committee der Europäischen Behörde für Lebensmittelsicherheit. sichere tägliche Aufnahme von Vitaminen und Mineralstoffen 2006: ISBN: 92-9199-014-0.

DEPRESSION

Es ist typisch, Depressionen zu erleben. In Großbritannien hat fast jeder Vierte jedes Jahr mit einem psychischen Problem zu kämpfen. Nach Angaben der Weltgesundheitsorganisation sind Depressionen die Hauptursache für die Krankheitslast in Ländern mit hohem Einkommen. Natürlich kann sich die Stimmung ändern, und jede Person erlebt ihre Stimmung anders und hängt von einer Reihe von Faktoren ab, darunter interne physiologische Prozesse wie Schwankungen von Hormonen, Neurotransmittern und Nährstoffverfügbarkeit sowie externe Faktoren wie die Situation, in der sie sich befinden oder darin gewesen sind. Daraus folgt, dass es offensichtlich ist, dass kein einzelner Mechanismus alle klinischen Unterschiede in der Depressionsausprägung erklären kann.

Jüngste Studien haben sich auf „Risikofaktoren" konzentriert, die zum Ausbruch von Depressionen beitragen, sowie auf modifizierbare Elemente, die die allgemeine Gesundheit des Gehirns und die Stimmung verbessern. Ein neues Studiengebiet namens "Ernährungspsychiatrie" zielt darauf ab, die Funktion der Ernährung bei psychischen Problemen zu definieren und wie bestimmte Nährstoffe nützlich und hilfreich sein können.

ANZEIGEN UND SYMPTOME DER DEPRESSION

Es ist üblich, Stimmungsschwankungen zu erleben, insbesondere als Reaktion auf emotional belastende Ereignisse in unserem Leben. Aber Depressionen sind im Allgemeinen gekennzeichnet durch Gefühle der Wertlosigkeit oder Schuld, Konzentrationsschwäche, Erschöpfung, Selbstmordgedanken oder Todesbesessenheit, Veränderungen der Ernährung und des Gewichts, veränderte Schlafmuster, eine Verlangsamung der körperlichen und geistigen Fähigkeiten oder Erregung (Ruhelosigkeit). oder Angst). Das Ausmaß der Symptome kann variieren, aber um eine klinische Depression zu bekommen, müssen sie die meiste Zeit für mindestens zwei Wochen vorhanden sein.

WARUM WERDEN MENSCHEN DEPRESSIERT?

Die Entstehung einer Depression kann durch eine Vielzahl von Variablen beeinflusst werden. Depressionen können durch biologische oder psychische Probleme bei einer Person verursacht werden. Als Auslöser können eine Stresssituation, ein schweres Trauma, ein

Trauerfall, der Karriereverlust oder das Ende einer Beziehung dienen. Sie sollten Ihren Arzt aufsuchen, wenn Sie Stimmungsschwankungen haben, damit er medizinische Probleme ausschließen kann und wir über die besten Strategien sprechen können, um Ihnen zu helfen.

RAUCHEN

Rauchen hat einen erheblichen Einfluss darauf, wie gut der Körper Nährstoffe verarbeitet und aufnimmt. Zigarettennikotin ist eine starke Substanz, die negative Auswirkungen auf die Körpersysteme und deren Funktionsweise hat. Die Fähigkeit des Körpers, die richtige Menge an Nährstoffen aufrechtzuerhalten, ist einer der Prozesse, die Nikotin beeinflusst.

Nikotin reduziert auch die Aufnahme von Vitaminen und Mineralstoffen und erhöht die Wahrscheinlichkeit, dass die Vorräte des Körpers aufgebraucht werden. Wenn Nikotin vorhanden ist, wird Vitamin C, das der Körper benötigt, um Organschäden zu verhindern, verringert. Raucher entwickeln auch eher Osteoporose, da weniger Vitamin

D aufgenommen wird, was dazu führt, dass weniger Kalzium für den Knochenaufbau zur Verfügung steht . Nikotin beeinflusst das Gehirn und das zentrale Nervensystem, wodurch der Hunger reduziert wird. Dies geschieht unter anderem dadurch, dass wir die Art und Weise verändern, wie wir Geschmack wahrnehmen.

Die Wiederherstellung eines höheren Ernährungszustands des Körpers kann dabei helfen, mit dem Rauchen aufzuhören. Es ist ratsam, mehr Obst und Gemüse in die Ernährung aufzunehmen, bis das Rauchen vollständig eingestellt ist. Durch die Erhöhung der Menge an Vitaminen und Mineralstoffen, die aufgenommen werden können, kommt dies dem Körper zugute. Im Jamaica Hospital steht ein Programm zur Verfügung, um denjenigen zu helfen, die mit dem Rauchen aufhören möchten. Rufen Sie 718-206-8494 für weitere Informationen an.

ÜBUNG UND FITNESS

Körperliche Bewegung, egal ob Leistungssport, Freizeitaktivitäten oder Yoga, hat mehrere positive Auswirkungen auf die Gesundheit. Körperliche Bewegung und Ernährung arbeiten zusammen, um Ihr Training zu maximieren und die sportliche Leistung zu verbessern.

Wie wir uns fühlen und wie gut wir während des Trainings sind, kann stark von der Nahrung beeinflusst werden, die wir regelmäßig sowie vor und nach dem Training zu uns nehmen. Je nach Fitnessgrad und Art der Bewegung kann sich die ideale Makro- und Mikronährstoffbilanz verändern. Es ist jedoch entscheidend, sich ausreichend zu ernähren , um Ihre Gesundheit zu erhalten und Ihre Leistungsfähigkeit zu verbessern. Die Leistungsfähigkeit von Sportlern muss durch die richtige Ernährung maximiert werden. Athleten, die unzureichende Mengen an Krabben, Proteinen und Lipiden zu sich nehmen, können während einer Übung extremen Hunger oder Müdigkeit verspüren. Für eine optimale körperliche Leistung müssen sich Sportler möglicherweise auch auf bestimmte Vitamine und Mineralien wie Eisen, Vitamin D und Zink konzentrieren.

Die bewegungsbezogene Ernährung ist sehr individuell. Ein Sporternährungsberater kann Ihre speziellen Anforderungen untersuchen und basierend auf Ihrem Körpertyp und dem Grad der Bewegung maßgeschneiderte Ratschläge geben, was oft von Vorteil ist. Es gibt Hinweise darauf, dass die Kombination von Ernährung und körperlicher Bewegung bessere Vorteile bringt, als sich auf das eine oder andere zu konzentrieren, obwohl wir normalerweise die gesundheitlichen Vorteile jedes einzelnen betrachten. 1

Darüber hinaus zeigt die Forschung, dass Bewegung die Essgewohnheiten beeinflusst, und diejenigen, die Sport treiben, wählen möglicherweise gesündere Lebensmittel.

2 Durch die Verringerung von Entzündungen kann die Ernährung auch die Muskelrehabilitation unterstützen. Einer Studie zufolge hatten diejenigen, die aktiver waren und mehr Antioxidantien zu sich nahmen, weniger systemische Entzündungen. Eines der wichtigsten Dinge, die Sie tun können, um in jedem Alter gesund zu sein und zu bleiben, ist

eine ausgewogene Ernährung und regelmäßige körperliche Aktivität.

Die richtige Menge an Kalorien und Nährstoffen zu sich zu nehmen, um ein gesundes Gewicht zu halten, ist Teil einer ausgewogenen Ernährung. Für die Mehrheit der Amerikaner bieten „Choose My Plate" und die „US Dietary Guidelines for Americans" Vorschläge dazu, was und wie viel Nahrung zu sich nehmen sollte, um den Körper mit Energie zu versorgen.

Jede Bewegung, die Energie erfordert, gilt als körperliche Übung. Jeder, der körperlich aktiv ist, kann unabhängig von seiner Größe, Form oder Fähigkeit davon profitieren. Je mehr körperliche Aktivität Sie ausüben, desto mehr gesundheitliche Vorteile werden Sie erleben. Die Mehrheit der Amerikaner kann von den US-Leitlinien für körperliche Aktivität Ratschläge zu den Arten und dem Ausmaß körperlicher Betätigung erhalten, die mit positiven gesundheitlichen Auswirkungen verbunden sind.

Aktiv zu sein und eine kluge Auswahl an Lebensmitteln zu treffen, kommt unserer Gesundheit zugute. Diese bestehen aus:

Reduzieren Sie die Wahrscheinlichkeit, an chronischen Erkrankungen wie Diabetes, Herzerkrankungen, Bluthochdruck, Schlaganfall, bestimmten Krebsarten und den damit verbundenen Beeinträchtigungen zu erkranken

Gewichtszunahme stoppen oder Gewichtsreduktion fördern

Steigern Sie das allgemeine Wohlbefinden

Aktiv zu sein kann Ihnen auch helfen, besser auszusehen, mehr Spaß mit Familie und Freunden zu haben, Ihre Unabhängigkeit zu bewahren und Ihre sportlichen Fähigkeiten zu verbessern.

LIFE-STYLE-MANAGEMENT

Kunden erhalten Unterstützung von Lifestyle Management & Nutrition beim Aufbau einer gesunden, neutralen Beziehung zu Lebensmitteln. Die Klienten entwickeln ihre Verbindung zum Essen, indem sie ihre inneren Signale verstärken, die die Flexibilität beim Essen fördern, wobei der Schwerpunkt auf der Form des Geistes liegt, nicht auf dem Körper.

EINE GESUNDE ERNÄHRUNG

Sie können Mangelernährung im Alter vorbeugen, indem Sie sich ausgewogen ernähren. Es ist wichtig, dies zu wissen, denn mit zunehmendem Alter benötigen Sie möglicherweise nicht mehr so viele Kalorien wie in jungen Jahren. Ältere Menschen benötigen im Durchschnitt nur 1.600 Kalorien pro Tag. Lebensmittel, die besonders reich an Nährstoffen sind, einschließlich Vitaminen, Mineralstoffen, Ballaststoffen und Flüssigkeiten, sind erforderlich, um Kalorien bereitzustellen.

Wenn Sie an einer Krankheit wie Demenz, Depression, Herzkrankheit, schlechter Knochengesundheit oder Diabetes leiden, kann eine gesunde Ernährung von Vorteil sein. Wenden Sie sich an einen Gesundheitsexperten, um sich über Ihre eigene ideale Ernährung beraten zu lassen.

Eine bessere kognitive Gesundheit wurde mit der mediterranen Ernährung in Verbindung gebracht, die Fisch, Gemüse, Obst, gesunde Fette, Nüsse und Samen (Fähigkeit zu denken und sich zu erinnern) priorisiert. Auch eine bessere Gesundheit und ein geringeres Risiko für Herzerkrankungen werden mit dieser Ernährungsweise in Verbindung gebracht.

TÄGLICH SOLLTEN ÄLTERE LEUTE VERSUCHEN ZU ESSEN

Genügend Eiweiß. Erwachsene über sechzig haben möglicherweise mehr Bedürfnisse. Mindestens zwei Portionen Fleisch, Fisch, Geflügel, Eier, Nüsse oder Bohnen pro Tag sind von Vorteil.

Ballaststoffe zur Aufrechterhaltung einer normalen Verdauung und Senkung des Cholesterinspiegels. Fünf Portionen Vollkornprodukte wie brauner Reis, Vollkornbrot und traditionelle Haferflocken sind von Vorteil. Vermeiden Sie verarbeitete Mahlzeiten wie Weißbrot, Instant- oder zuckerhaltige Cerealien.

Nüsse und Samen. Sie sind nahrhaft und enthalten gute Lipide.

Gemüse und Obst. Eine ältere Person kann durch die Nutzung von fünf Diensten ausreichende Vitamine, Mineralstoffe und Ballaststoffe erwerben.

Milchprodukte mit wenig oder wenig Fett (2-4 Portionen täglich), insbesondere bei Osteoporose (Knochenschwund).

Gesunde Fette, wie die in Avocados und Olivenöl. Bei Zimmertemperatur flüssig sind gute Fette. Um Ihr Herz gesund zu halten, halten Sie sich von gesättigten Fetten und Cholesterin fern, die oft in fettreichen Milchprodukten enthalten sind?

Achten Sie auf eine ausreichende Vitamin- und Mineralstoffzufuhr

Ältere Menschen nehmen diese Vitamine und Mineralstoffe meist zu wenig zu sich. Typische Mängel sind:

VITAMIN D UNTERSTÜTZT DIE KALZIUMAUFNAHME IM KÖRPER.

Eisen, das für einen normalen Blutfluss erforderlich sein kann. Nehmen Sie es zusammen mit Vitamin-C-reichen Mahlzeiten ein.

Calcium, das die Knochengesundheit unterstützt. Es ist ideal, die empfohlenen 1200 mg Kalzium jeden Tag über die Mahlzeiten aufzunehmen. Milchprodukte, grünes Blattgemüse wie Spinat oder Grünkohl und fetter Fisch wie Sardinen oder Lachs in Dosen sind Beispiele für kalziumreiche Lebensmittel.

B12, ein Vitamin, das das Gedächtnis und die Koordination fördert. Essen Sie Lebensmittel mit hohem B12-Gehalt, wie mit Vitaminen angereichertes Getreide, mageres Fleisch und ein wenig Fisch und Schalentiere.

Magnesium, Natrium und Kalium. Sie benötigen möglicherweise mehr dieser Nährstoffe, wenn Sie Blutdruck- oder Herzmedikamente einnehmen. Obst,

Gemüse, fettarme Milch und Joghurt sind alle ausgezeichnete Quellen.

VERBRAUCH FLÜSSIGKEITEN

Genügend Wasser zu trinken hält Ihre Nieren und Ihr Verdauungssystem gesund. Auch wenn Sie keinen Durst verspüren, trinken Sie täglich 5-8 Gläser Wasser oder andere Getränke. Wenn Sie Diuretika (Wassertabletten) oder Abführmittel einnehmen oder wenn Sie Fieber oder eine Krankheit haben, müssen Sie möglicherweise zusätzliche Flüssigkeit zu sich nehmen.

DENKEN SIE AN ERGÄNZUNGEN

Nahrungsergänzungsmittel wie Nahrungsergänzungsmittel könnten es Senioren erleichtern, mehr Nährstoffe zu sich zu nehmen. Nahrungsergänzungsmittel, Riegel, Kekse oder Pulver, die in Getränke und Mahlzeiten gemischt werden können, können alle als Nahrungsergänzungsmittel betrachtet werden. Regelmäßige Mahlzeiten sollten nicht durch diese

Nahrungsergänzungsmittel ersetzt werden. Knabbere sie zwischen den Mahlzeiten.

Der Verzehr von mindestens 5 Portionen buntem grünen, orangefarbenen und gelben Gemüse wie Brokkoli, Grünkohl, Spinat, Karotten und Kürbis pro Tag ist die beste Methode, um sicherzustellen, dass Sie wichtige Vitamine und Mineralien erhalten.

Informieren Sie Ihren Arzt, wenn Sie pflanzliche oder andere Produkte einnehmen. Einige dieser Artikel können Ihre Medikamente oder Mahlzeiten negativ beeinflussen, was schwerwiegende Folgen haben kann.

Konzentrieren Sie sich auf die Qualität, das Timing und die Häufigkeit der Mahlzeiten

Verbessern Sie den Geschmack und das Aussehen der Küche. Füge zum Beispiel Gewürze hinzu und konsumiere bunte Küche.

Beheben Sie alle oralen Probleme, die Sie möglicherweise haben, einschließlich schmerzender Zähne, Kieferprobleme oder lockerer Prothesen.

Verwenden Sie Utensilien, die sorgfältig hergestellt wurden, wenn Arthritis ein Problem darstellt.

Wenn Sie Probleme haben, Mahlzeiten auf Milchbasis zu verdauen, müssen Sie diese möglicherweise vermeiden oder spezielle Milchprodukte verwenden, die für Menschen mit „Laktoseintoleranz" entwickelt wurden.

Menschen, die Probleme haben, Gluten zu verdauen, können möglicherweise verschiedene Mahlzeiten nicht zu sich nehmen, darunter Produkte auf Weizenbasis wie Brot und Nudeln. Nicht alle Körner enthalten Gluten, es sei darauf hingewiesen. Es gibt mehrere glutenfreie Optionen, darunter Quinoa und Hafer.

Kümmere dich um Schluckprobleme. Häufig schlägt ein Arzt einfache Lösungen vor.

www.ingramcontent.com/pod-product-compliance
Lightning Source LLC
Chambersburg PA
CBHW061556250726

48657CB00021B/1996